AF461659

ENSEIGNEMENT

ET

# EXERCICE DE LA MÉDECINE

LA QUESTION MÉDICALE

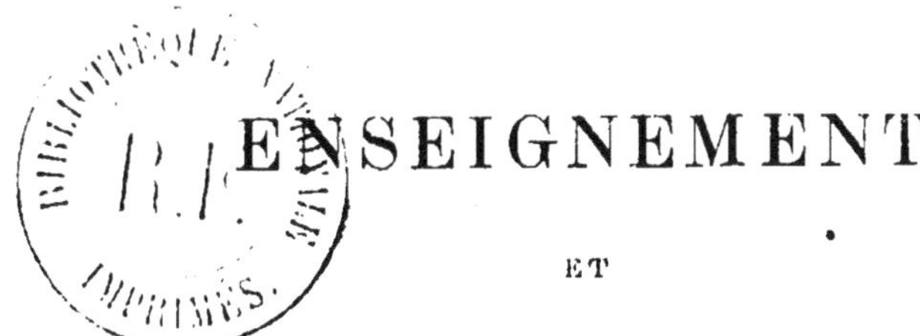



# ENSEIGNEMENT

ET

# EXERCICE DE LA MÉDECINE

PAR

Le Docteur **DEROYE**

PROFESSEUR SUPPLÉANT A L'ECOLE DE MÉDECINE DE DIJON

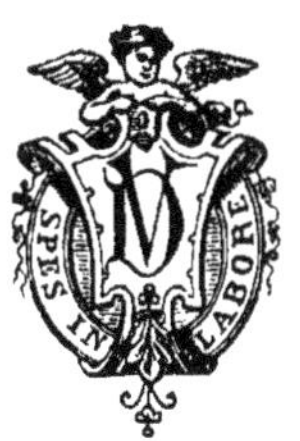


DIJON

IMPRIMERIE DARANTIERE

RUE CHABOT-CHARNY, 65

—

1882

ENSEIGNEMENT

ET

# EXERCICE DE LA MÉDECINE

## I

Ce n'est qu'après la guerre de 1870-71 que l'urgence des améliorations à apporter dans l'enseignement médical, comme dans tant d'autres branches de l'Instruction publique, s'imposa à tous les esprits. On comprit alors qu'une nation, comme on l'a dit, ne vaut réellement que ce que vaut son enseignement supérieur et que, si l'enseignement primaire et secondaire prépare l'homme, c'est l'enseignement supérieur qui l'achève et lui permet de dégager sa personnalité. Aussi, la loi qui proclama la liberté de l'enseignement supérieur, fut-elle bientôt suivie d'autres lois ou décrets qui créèrent plusieurs facultés mixtes de médecine et de pharmacie, établirent des écoles de plein exercice, améliorèrent la situation du personnel enseignant, perfectionnèrent les moyens d'études mis à la disposition des étudiants etc...

Plus récemment, de nouveaux décrets qui concernent la scolarité, viennent de modifier considérablement l'enseignement médical et l'avenir des écoles de plein exercice et des écoles préparatoires de médecine et de pharmacie.

Mais depuis ces améliorations et ces modifications apportées dans l'enseignement médical, on comprend plus que jamais la nécessité de réviser également les lois qui ont trait à *l'exercice de la médecine*. En effet, il est un fait de plus en plus indéniable pour les esprits habitués aux considérations générales et soucieux d'envisager les questions complexes à tous les points de vue qui les intéressent, c'est que dans le vieil édifice médical tout se tient. Aussi, maintenant que l'on a touché à la question de l'enseignement, est-il impossible, sous peine de rendre stériles les premières réformes, de s'arrêter en chemin et de ne pas s'occuper de la question non moins importante de l'exercice de la médecine et de tout ce qui s'y rattache. Du reste, le défaut d'un plan d'ensemble et la crainte d'avoir tout à réviser, si l'on modifiait l'un des rouages compliqués du système, telles ont été, à mon sens, les raisons principales qui ont fait, pendant si longtemps, ajourner toutes les réformes proposées, soit au sujet de l'enseignement médical, soit à propos de l'exercice de la médecine.

Le but que doit se proposer tout législateur qui porte la main sur les lois ou décrets régissant l'enseignement et l'exercice de la médecine est donc double. Il faut élever le niveau des études médicales pour créer d'une part des savants dont bénéficieront et se glorifieront la France et le monde entier et pour former d'autre part des praticiens éclairés qui accompliront dignement la belle mission qui leur incombe sur tous les points du sol français, partout en un mot où un être humain souffre et a besoin de soulagement ou de consolations.

## II

Comme l'enseignement et l'exercice de la médecine sont, ainsi que je viens de le rappeler, deux questions des plus connexes, je crois bon, avant d'examiner ce que l'enseignement a été jusqu'à ces derniers temps, ce qu'il est aujourd'hui et ce qu'il tend ou doit tendre à devenir, je crois bon, dis-je, de présenter tout d'abord quelques considérations sur les conditions sociales qui président au recrutement des médecins que j'appellerai *militants* et que,dans le corps médical, on designe généralement sous le nom de *praticiens*. A ce sujet je dois de suite faire une distinction suivant qu'il s'agit du médecin de la ville ou du praticien de la campagne. Aujourd'hui, comme jadis, les villes sont abondamment pourvues de médecins, et, au point de vue social on peut diviser en trois classes les médecins qui s'y établissent. Ce sont: 1° Des jeunes gens, riches ou non, qui forts de leurs titres scientifiques et de leurs études sérieuses, se fixent en ville dans l'espoir de conquérir rapidement une situation médicale en rapport avec leur valeur ; 2° des Docteurs originaires de la ville où ils s'établissent et qui reviennent au centre de leur famille, espérant que leurs relations, à défaut de leur valeur médicale, leur fourniront les éléments d'une clientèle, ou se disant que leur situation de fortune les met assez au-dessus du besoin de la clientèle pour qu'ils n'aient pas à s'inquiéter de l'avenir; 3° Enfin, on trouve encore dans les villes des Officiers de santé ou des Docteurs d'Universités aussi étranges qu'étrangères, qui choisissent les villes les plus populeuses pour mieux cacher leur dénuement scientifique et pour que le bruit de la foule couvre en quelque sorte la voix de leurs victimes.

Voilà en quelques mots la physionomie du corps médical des villes telle qu'elle était, il y a vingt ans, et telle qu'elle est, à peu de choses près, encore aujourd'hui. La seule différence, c'est que le courant qui entraîne depuis déjà longtemps les populations rurales vers les villes, a retenti aussi sur le corps médical : et, le goût du bien-être aidant la tendance *Villipète* (qu'on me passe ce néologisme) s'accentue de jour en jour et se traduit par l'établissement en ville des médecins de la campagne dès que ces derniers sont devenus assez fortunés pour avoir droit à l'*otium cum dignitate*, dans le cas où la clientèle urbaine leur ferait défaut.

D'après ce qui précède, il est facile de deviner comment se recrute et se recrutera le personnel médical des campagnes. En effet, on ne rencontrera plus sous peu à la campagne que deux ordres de Docteurs en médecine, les uns (et ils sont de plus en plus rares), qui malgré ce que la profession de médecin rural a de pénible et d'ingrat, opteront pour le village où ils sont nés, poussés par l'amour du clocher ou par les goûts de la vie à la campagne ; les autres qui seront obligés pour des raisons pécuniaires, de choisir les postes vacants à la campagne, pour pouvoir de suite et sûrement faire face aux besoins de la vie journalière jusqu'au jour trois fois heureux où, l'aisance arrivant par un mariage ou une autre raison, ils viendront se fixer à la ville.

A côté de ces Docteurs, dont le nombre diminuera chaque jour, on ne trouvera bientôt plus dans les villages que des Officiers de santé originaires de la campagne, qui auront pu, grâce aux écoles de plein exercice et aux écoles préparatoires de leur région, faire leurs études à peu de frais, en étant qui, prosecteurs à l'Ecole de Médecine, qui internes dans les hôpitaux ou hospices de la ville en question, etc.....

En résumé, le fait dominant de notre époque, au point de vue de la statistique médicale, c'est d'une part l'abandon progressif des campagnes où l'exercice de la médecine est bien, comme on l'a dit, la plus belle des professions, mais le plus triste des métiers, et, d'autre part, la surabondance relative des médecins dans les villes. Malgré tout, le nombre des médecins qui ne recherchent pas simplement un titre honorifique, mais qui veulent exercer leur profession a une tendance à diminuer ; et, sans une tradition heureuse qui fait honneur aux médecins, et en vertu de laquelle, dans les familles médicales, les pères transmettent généralement à leurs fils le goût de leur profession, cette diminution serait encore bien plus sensible. En effet, à moins de vocations qui s'imposent, les jeunes gens qui appartiennent à des familles riches préfèrent le plus souvent embrasser des carrières où l'on arrive plus rapidement et plus facilement au but à atteindre et où l'exercice de la profession est plus lucratif ou, sinon, moins pénible.

Quant aux jeunes gens peu fortunés, ils sont de plus en plus effrayés par les frais énormes que nécessitent maintenant les études médicales et le séjour dans une grande ville, par l'incertitude complète qui règne sur le côté rémunérateur de la profession une fois le diplôme conquis et enfin par la longueur et la difficulté de plus en plus prononcées des études de médecine. Cette dernière raison qui commence à éloigner bien des jeunes gens de la profession médicale, prouve encore combien la question de l'exercice de la médecine et celle de l'enseignement médical sont liées l'une et l'autre.

## III

### ENSEIGNEMENT MÉDICAL

Je disais plus haut que beaucoup de jeunes gens hésitent actuellement devant le programme si étendu que comprend aujourd'hui l'ensemble des études médicales, et je ne crains pas d'avouer que cette hésitation me paraît justifiée au moins à première vue.

Procédons, en effet, par comparaison et la conviction sera facile sur ce point. Qu'il s'agisse, par exemple, des études de droit et de toutes les professions qui en dépendent plus ou moins directement, la somme de travail à fournir pour arriver au diplôme désiré n'a pas varié dans des proportions comparables à ce qui a lieu pour la médecine. Les programmes ont beau être plus chargés et les examinateurs dès Facultés de Droit plus exigeants, le fond des connaissances à acquérir reste, à peu de différence près, semblable.

Pour le savant et le médecin, au contraire, la somme des connaissances à acquérir aujourd'hui n'est plus comparable à celle qu'il avait à s'assimiler il y a 40 ans et même moins, avant d'être lui-même.

A cette époque, la *chimie organique*, la *physiologie expérimentale*, *l'histologie*, *l'anatomie pathologique*, la *pathologie expérimentale et comparée*, toutes sciences qui ont maintenant des professeurs spéciaux, ou n'existaient pas, où étaient si peu développées que leur enseignement n'avait même pas lieu pour la plupart dans les Facultés les mieux dotées. Dès lors, quoi d'étonnant que la Médecine qui, en tant que science, est une sorte d'encyclopédie ou de synthèse d'un grand nombre d'autres sciences, quoi d'étonnant, dis-je, que par cela même les études médicales soient devenues infiniment plus longues et plus difficiles? Pour donner une idée du travail qui attend l'étudiant moderne, il me suffira de rappeler qu'il aura à fixer son esprit et à être interrogé successivement sur la *physique*, la *chimie*, l'*histoire naturelle*, l'*anatomie descriptive*, l'*histologie*, la *physiologie*, l'*anatomie pathologique*, la *pathologie médicale*, la *pathologie chirurgicale*, la *médecine opératoire*, la *pathologie générale*, la *pathologie expérimentale et comparée*, la *thérapeutique, l'hygiène*, la *médecine légale*, les *accouchements*, la *clinique médicale*, la *clinique chirurgicale*, toutes sciences aujourd'hui assez distinctes et assez étendues, si on les prend séparément, pour absorber, sa vie durant, l'activité intellectuelle de celui qui se consacre à l'étude de chacune d'elles en particulier.

Qu'on ajoute aux *neuf examens* (en comptant la thèse) que l'étudiant en médecine aura à passer sur ces diverses sciences avant d'être Docteur, les deux diplômes de baccalauréat ès-lettres et ès-sciences restreint, qui sont exigés désormais avant que l'on puisse prendre la première inscription de médecine et l'on conviendra que les craintes de l'étudiant, mis pour la première fois en face d'une pareille tâche, sont bien un peu justifiées.

Après ce coup d'œil jeté sur les matières de l'enseignement médical, voyons comment cet enseignement si complexe était donné jusqu'à ces derniers temps, et nous examinerons ensuite si les modifications adoptées aujourd'hui ont chance d'être efficaces et de répondre à tous les désiderata.

Par suite de la modicité honteuse de l'allocation budgétaire qui, jusqu'à ces derniers temps, était faite aux divers laboratoires des Facultés de médecine et par suite de leur exiguité, leur entrée était forcément fermée à la plupart des étudiants et l'enseignement médical, sauf pour ce qui concerne la clinique était presque exclusivement théorique. On peut donc dire qu'il existait une contradiction des plus fâcheuses entre l'enseignement donné et les moyens mis à la disposition des élèves pour pouvoir profiter de cet enseignement.

Que signifie, en effet, l'histologie enseignée par un professeur (fût-il illustre entre tous) du haut d'une chaire, si l'étude du laboratoire faite à l'aide du microscope ne vient pas compléter la leçon théorique de l'amphithéâtre ! Qu'est-ce que l'enseignement de la chimie s'il n'est pas donné dans les mêmes conditions ! Or, je ne crains pas d'affirmer que jusqu'à ces dernières années, 80 élèves sur 100 n'avaient sur la *chimie*, l'*histoire naturelle*, l'*histologie*, l'*anatomie pathologique*... que des notions purement théoriques que les uns apprenaient aux cours, les autres dans les ouvrages classiques, mais que tous oubliaient bien plus vite qu'ils ne les avaient acquises, parce qu'ils n'avaient pas étudié ces sciences fructueusement, pratiquement, comme on doit le faire, si l'on veut qu'il en reste quelque chose, c'est-à-dire la cornue et le scalpel en mains pour ce qui concerne la chimie et l'anatomie, et le microscope à l'œil pour ce qui regarde l'histologie et l'anatomie pathologique. Cette façon de faire me paraissait aussi peu raisonnable dans son genre que si l'on avait enseigné la pathologie théoriquement sans donner comme complément l'enseignement au lit du malade. C'est par suite de cet enseignement mal dirigé et incomplet que beaucoup de médecins une fois lancés dans la pratique médicale s'accordent à dire, quand on les consulte à ce sujet, que, de tout ce qu'ils ont appris et su théoriquement, ils n'ont retenu qu'une si faible partie, qu'ils en sont à regretter d'y avoir consacré un temps aussi long au détriment surtout de l'étude de l'anatomie et même de la clinique dont ils ont chaque jour à appliquer les données.

Pour continuer mon œuvre de critique, je dois ajouter que le mode d'examens qui, ces années dernières encore, était en vigueur, tendait à stériliser le travail des étudiants.

En effet, vu le développement des programmes que tout étudiant avait à passer en revue dans le courant des trois premières années, les examinateurs avaient compris qu'il était impossible d'être le moindrement exigeants aux examens dits de fin d'année. De plus, le nombre énorme d'étudiants à examiner à la fin de chaque année, dans une Faculté comme celle de Paris, avait amené presque tous les examinateurs à proclamer, presque d'un commun accord, l'inutilité de ces examens dit de fin d'année. Aussi, la partie du décret récemment rendu, qui concerne la suppression de ces examens a-t-elle généralement paru fort bien justifiée *pour la Faculté de Paris, mais en province, où les conditions étaient différentes, la suppression des examens de fin d'année n'avait pas la même raison d'être.*

Un des côtés les plus défectueux de l'ancienne réglementation sur l'ordre dans lequel les examens devaient être subis, c'était la nécessité de reprendre l'étude de la physique, de la chimie et de l'histoire naturelle au moment de l'examen dit troisième de doctorat. En effet, la première année, la plupart des élèves, comme je l'ai dit, avaient, sans profit, fait de ces sciences une étude purement théorique, soit dans des bibliothèques, soit du haut de l'amphithéâtre. La deuxième année, les étudiants commençaient à oublier ce qu'ils avaient appris la première et la troisième et la quatrième année, cette marche vers l'oubli s'accentuant de plus en plus, il ne restait en général dans l'esprit de chaque étudiant que des notions fort vagues de physique, chimie et botanique au moment du troisième examen de doctorat. — De sorte que la nécessité de redevenir chimiste, physicien et botaniste à l'époque où l'on songeait à faire de la clinique sérieusement (puisque, pour la plupart, c'était le but dominant de toutes les études médicales), cette nécessité devenait un vrai cauchemar. Aussi pour se débarrasser du troisième examen de doctorat, le plus grand nombre des étudiants s'adressait-il, soit à des répétiteurs qui font profession de préparer en deux ou trois mois audit examen, soit à des manuels auxquels les étudiants demandaient le même service. Bien entendu, cette étude à toute vapeur desdites sciences se refaisait dans le cabinet, d'après la méthode antiscientifique qui est en vigueur dans les institutions où l'on prépare aux baccalauréats spécialement les jeunes gens qui ne comptent plus leurs échecs. Le résultat obtenu était naturellement en rapport avec les procédés employés. Aussi, si chaque étudiant consacrait en moyenne trois mois à la préparation du troisième examen de doctorat, il ne mettait certainement pas trois mois à oublier ce qu'il n'avait jamais su sérieusement : et bientôt l'ex-candidat au troisième de doctorat, était le premier à reconnaître qu'il ne lui était rien resté d'une pareille étude.

Ce que je viens de dire de l'enseignement des sciences dites accessoires, tel qu'il était fait dans toutes les Facultés et Ecoles de médecine de France, et jusqu'à ces derniers temps, je devrais presque le répéter au sujet de l'enseignement de l'anatomie qui pour la masse des étudiants est encore aujourd'hui fort défectueux, même dans la première des Facultés, celle de Paris. Il me suffira, pour ce fait, de rappeler que la moyenne des étudiants qui disséquait dans les amphithéâtres de l'Ecole pratique, était jusqu'à ces derniers temps à peu près abandonnée à son initiative propre, les aides d'anatomie et les prosecteurs n'étant pas assez nombreux pour s'occuper d'une quantité aussi considérable d'étudiants. Des projets de constructions grandioses sont, il est vrai, en voie d'exécution à l'Ecole pratique de Paris, et les amphithéâtres destinés à la dissection seront plus vastes, mieux aménagés. De plus, les étudiants trouveront désormais dans chaque pavillon de dissection des moniteurs pour les guider, etc., etc. *Mais le vice principal qui à Paris rend l'enseignement de l'anatomie incomplet restera le même, à savoir : l'insuffisance absolue des sujets d'études.* L'an prochain, comme cela avait lieu ces années dernières, chaque étudiant ne pourra souvent pas disposer d'un sujet entier pour la dissection par hiver; car chaque sujet est donné à plusieurs étudiants qui constituent ce que l'on appelle une série, et le tour de chaque série ne revient guère que deux fois par hiver en moyenne.

Je sais bien qu'à côté de l'enseignement anatomique donné à l'école pratique d'une façon insuffisante, les étudiants peuvent étudier l'anatomie dans les amphithéâtres des hôpitaux dits de Clamart. Là, les conditions sont bien meilleures pour l'étudiant, car les sujets d'études sont moins rares ; mais pour avoir droit à la dissection à Clamart, il faut être déjà externe ou interne dans les hôpitaux ; et c'est là une condition que ne peut remplir la généralité des étudiants. De cet état de choses résulte une étude fort imparfaite de l'anatomie, beaucoup d'étudiants se contentant d'études théoriques qui leur permettent avec un effort de mémoire de passer un examen d'anatomie, mais qui ne sont pas suffisantes pour que leurs souvenirs anatomiques leur soient utiles plus tard dans la pratique médicale, le cas échéant.

En résumé, bien que la physique, la chimie, l'histoire naturelle, l'histologie, l'anatomie pathologique et même l'anatomie descriptive soient enseignées par des professeurs illustres dans les Facultés de médecine de France, cet enseignement, jusqu'à ces derniers temps, restait infécond pour la masse des étudiants, parce qu'à côté de ces savantes leçons, l'enseignement pratique ou appliqué était complètement insuffisant : or, c'est ce dernier qui dépose dans l'esprit les notions qui ne s'effacent plus et qui comme des épingles indélébiles fixent à jamais les souvenirs théoriques.

Heureusement l'enseignement de la pathologie n'a jamais présenté des lacunes aussi grandes : car les



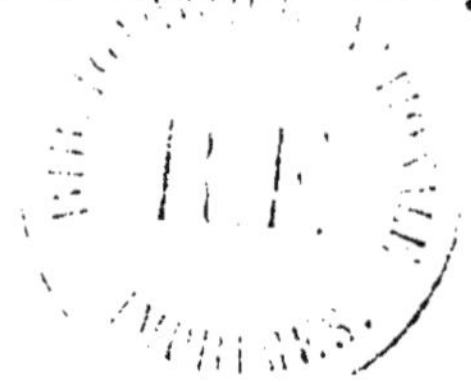

leçons théoriques du professeur de pathologie ont toujours été avantageusement complétées par celles faites par le professeur de clinique dans ce laboratoire important entre tous, qui s'appelle l'hôpital : aussi chacun de nous est-il heureux de pouvoir, à tout moment de sa vie médicale, faire appel à ses souvenirs hospitaliers et aux données si pratiques qu'il a puisées dans l'enseignement clinique. C'est grâce à cette forte et salutaire impression qu'a toujours produite sur l'étudiant de nos Facultés l'enseignement quotidien donné à l'hôpital au lit du malade et grâce aussi à la tournure naturelle de l'esprit français, que le niveau des études cliniques a toujours été en France à une hauteur remarquable ; et la meilleure preuve à l'appui de cette opinion, c'est le crédit dont jouit encore dans toutes les nations le titre de Docteur d'une des Facultés de France.

En somme, pour résumer en quelques lignes les pages qui précèdent, je dirai que, jusqu'à ces temps derniers, l'enseignement médical donné soit dans les Facultés, soit dans les écoles préparatoires de médecine et de pharmacie, avait toujours été remarquable pour ce qui concerne la pathologie et la clinique, mais qu'il laissait complètement à désirer par son caractère presque exclusivement théorique en ce qui regarde la chimie, la physique, l'histoire naturelle, l'histologie, l'anatomie pathologique et même l'anatomie descriptive et chirurgicale. *Pour ce qui a trait à l'anatomie, je dois pourtant reconnaître que les écoles préparatoires ont toujours présenté des conditions d'étude supérieures à celles que l'étudiant trouve dans les*

*Facultés*. En effet, vu le petit nombre d'élèves qui se trouvent dans chaque école et vu aussi les ressources nombreuses que fournissent pour la dissection les hôpitaux des villes où siègent les écoles en question, chaque étudiant peut, ce qui est le point capital dans l'étude de l'anatomie, disséquer presque constamment pendant le semestre d'hiver. De plus, dans les écoles préparatoires, le professeur d'anatomie et le chef des travaux anatomiques entourés d'un auditoire relativement restreint, peuvent associer facilement dans l'enseignement au profit de tous leurs élèves, la théorie et la pratique et remplir à la fois le rôle de professeur ex-cathedrâ et de prosecteur répétiteur.

## IV

Ici se termine la partie de ce travail consacrée à la critique de l'enseignement tel qu'il se faisait encore hier. J'arrive maintenant à l'examen des modifications que des lois et des décrets récents ont apportées dans l'enseignement médical des Facultés et des Ecoles de médecine. J'ai dit précédemment quelques mots des raisons qui avaient, jusqu'à ces années dernières, empêché toute amélioration ou toute modification dans l'enseignement médical.

Après 1870, un besoin de travail et de réformes se fit sentir partout. La modicité du budget de l'instruction publique frappa vite les esprits soucieux de l'importance de ce rouage dans la prospérité et la valeur morale d'une nation. Le premier mouvement poussa à la proclamation de la liberté de l'enseignement supérieur: et, comme, ce principe une fois admis, l'Université avait lieu de se préoccuper de la concurrence qui allait lui être faite, le gouvernement créa des écoles dites de plein exercice dans certaines villes et accorda des Facultés à quelques autres prêtes à faire libéralement tous les sacrifices d'argent qui seraient nécessaires. Combattre la tendance à la diminution du nombre des médecins en facilitant les études médicales pour chaque région, ne pas abandonner le champ libre aux Universités dites catholiques et créer des centres actifs et de nouveaux foyers pour les savants dans l'intérêt du progrès bien compris; telles ont été, je crois, les principales raisons qui ont inspiré le gouvernement à ce moment.

De plus, en regardant, sans partialité et sans faire de comparaison avec ce qui existe dans les autres pays, l'état misérable dans lequel était l'enseignement pratique des sciences naturelles et biologiques dans nos Facultés et nos écoles, on fut justement indigné de voir que les travaux de savants dont la France s'honorait à juste titre et que les découvertes scientifiques qui faisaient l'admiration du monde entier, avaient reçu le jour dans des laboratoires à peine dignes de ce nom et méritant plutôt celui de réduits sans air et quelquefois presque sans lumière. Un tolle général suivit de près cette constatation, et en face de cette lacune criante, le mot « créons des laboratoires » (qui fit bientôt le tour du monde savant), fut bientôt entendu en haut lieu.

De nombreux laboratoires furent donc édifiés et d'importantes améliorations furent apportées dans leur outillage scientifique et dans les frais de cours destinés à chaque professeur.— Une fois la cage bâtie et pourvue, on songea à y faire entrer l'oiseau. Jadis parmi les étudiants c'était l'exception qui travaillait dans les laboratoires de chimie, de physique, d'histoire naturelle, d'histologie, d'anatomie pathologique etc. On voulut que l'exception devînt la règle pour tous. Divers décrets dans ce sens furent donc successivement rendus.

Comme c'était logique, on fit en sorte de mettre en harmonie l'enseignement donné dans les écoles de plein exercice et dans les écoles préparatoires avec celui mis par les Facultés au service des étudiants. C'est ainsi que dans les écoles préparatoires le nombre des professeurs et les frais de cours furent augmentés, le traitement des professeurs fut amélioré, etc. Toutes ces mesures furent accueillies avec joie et reconnaissance par le personnel médical enseignant des Facultés et des diverses écoles de médecine.

Pourquoi faut-il que d'autres décrets ayant trait exclusivement à la scolarité, soient venus jeter le trouble dans les esprits les mieux trempés, en mettant en question non-seulement la prospérité, mais encore l'existence des écoles de plein exercice et des écoles préparatoires !

En effet, comment le personnel médical enseignant de ces écoles n'aurait-il pas été ému en face du danger que constitue pour ces écoles l'obligation pour tout étudiant d'aller passer chaque année ses examens dans les Facultés, c'est-à-dire de faire tous les ans un ou plusieurs voyages coûteux pour pouvoir être examiné par des juges qu'il ne connaîtra pas, dont il n'aura pas suivi l'enseignement, etc. N'est-ce pas méconnaître l'esprit de la jeunesse que de croire que la majorité des étudiants qui peuplent nos écoles ne préférera débuter de suite dans les Facultés pour être à même de voir de près, de connaître soit directement, soit indirectement par leur enseignement, les juges devant lesquels elle devra comparaître ?

L'abandon des écoles sera d'autant plus accentué qu'en dehors des examens obligatoires devant les professeurs des Facultés, les étudiants des écoles auront encore des examens semestriels supplémentaires. Ces interrogations me paraissent une sanction insuffisante pour obliger les étudiants à suivre assidûment les cours, car quel qu'en soit le résultat, l'étudiant pourra continuer à prendre ses inscriptions et à se présenter devant le jury de la Faculté, qui tiendra plus ou moins compte du résultat des interrogations semestrielles faites dans les écoles préparatoires.

Pour répondre à ceux qui, comme moi, redoutent plus que tout l'obligation de déplacements coûteux et fréquents pour l'étudiant des écoles, le décret ajoute que les étudiants des écoles auront le droit d'y rester trois ans sans subir d'examens et partant ne seront astreints à aucun déplacement; mais, pour pouvoir jouir de cette faveur sans éprouver de retards dans ses études, l'étudiant des écoles préparatoires devra, en arrivant dans une Faculté après ces trois premières années, subir coup sur coup, un examen sur la chimie, la physique et l'histoire naturelle, un examen sur l'anatomie et l'histologie et un examen sur la physiologie.

Je ne crois pas que des jeunes gens qui trouvent, et non à tort, que chaque branche de l'enseignement médical demande aujourd'hui des études longues et difficiles, et qui presque tous sont fort hésitants au moment de l'examen, je ne crois pas, dis-je, que ces jeunes gens profiteront de l'autorisation en question dans la crainte de ne pouvoir être aptes à subir avec succès et presque successivement des examens sur les sciences chimiques, physiques et botaniques et sur l'anatomie, l'histologie et la physiologie.

*Cette faveur apparente n'est donc nullement un remède aux inconvénients des déplacements imposés aux étudiants des écoles pour pouvoir subir leur premier examen.*

Une dernière disposition règlementaire qui contribuera aussi à amener le dépeuplement des écoles de plein exercice et des écoles préparatoires, c'est l'interdiction qui empêchera désormais la conversion des inscriptions d'Officier de santé en inscription de doctorat et l'obligation imposée à tout étudiant d'avoir ses deux diplômes de bachelier ès-lettres et de bachelier ès-sciences restreint avant de pouvoir commencer ses études médicales pour le doctorat. Les jeunes gens ne pourront plus, contrairement à ce qui se voyait jadis si souvent dans les écoles, commencer leurs études de médecine tout en préparant leur baccalauréat ès-sciences et raccourcir ainsi d'un an la durée des études médicales.

Ils doivent dorénavant consacrer deux années entières à l'étude de la chimie, de la physique et de de l'histoire naturelle, puisque les matières du baccalauréat ès-sciences restreint et celles du premier examen de médecine sont à peu près identiques. De plus, ils ne peuvent même pas pendant l'hiver de la première année de médecine commencer à disséquer, l'obligation dans laquelle ils sont désormais d'avoir à fréquenter les laboratoires de chimie, de physique, et d'histoire naturelle, leur absorbera à l'avenir une bonne partie du temps qui était consacré souvent dès la première année à l'étude de l'anatomie.

Cette nouvelle règlementation qui aura certainement pour effet de donner aux jeunes gens des connaissances bien plus étendues sur les sciences chimiques, physiques et naturelles, recevrait toute mon approbation, si *l'étude de l'anatomie et de la physiologie ne devait pas en souffrir*. Or, pour ce qui concerne l'anatomie, les règlements d'études anciens me paraissent bien supérieurs aux règlements actuels qui ne consacrent en réalité que deux semestres d'hiver à l'étude complète de l'anatomie soit descriptive, soit générale, soit chirurgicale ou dite des régions.

C'est là évidemment une période de temps beaucoup trop courte et bien inférieure comme durée à celle qui était jadis employée à pareille étude, car souvent l'étudiant commençait à disséquer la première année et continuait chaque hiver jusqu'à l'époque où il devait passer son premier examen de doctorat, c'est-à-dire jusqu'au commencement de la cinquième année d'études. De nombreuses plaintes ont été déjà formulées à ce sujet. Je puis citer les lignes suivantes adressées par un professeur de la Faculté de Nancy au *Progrès médical* du 4 novembre 1882.

« Je terminerai en revenant sur une question dont je vous ai déjà entretenu l'an dernier et qui récemment a été discutée et traitée avec un grand talent par M. le professeur Bernheim dans la *Revue internationale de l'enseignement*. Je veux parler des inconvénients que le décret du 20 juin 1878 présente notamment au point de vue des études cliniques. Depuis ce décret, nos étudiants en médecine, sur les quatre années d'étude réglementaires n'en consacrent plus qu'une seule à la pathologie et à la clinique. La première année se passe à faire de la chimie, de la physique, de l'histoire naturelle ; la deuxième et la troisième et souvent le premier semestre de la quatrième année sont consacrés aux études d'anatomie et de physiologie. La deuxième partie du second de doctorat, l'examen de physiologie, se passant après la douzième et avant la seizième inscription, il ne reste plus que la quatrième année et encore pour la pathologie et la clinique, c'est-à-dire pour les études de médecine proprement dites. D'autre part, l'article 7 du décret, en rendant les exercices pratiques obligatoires, a conduit à Nancy, du moins, et je suppose qu'il en est de même ailleurs, à un véritable abus de laboratoires. Outre les cours dont la fréquentation sans être obligatoire s'impose en vue des examens, outre les dissections et les exercices de médecine opératoire dont personne n'a jamais contesté l'importance, les élèves sont forcés de fréquenter les laboratoires de physiologie, d'histologie, d'anatomie pathologie, de thérapeutique, d'hygiène. Il s'en suit, comme le dit fort bien M. Bernheim, que les élèves de troisième et quatrième années « préoc-« cupés de leur examen d'anatomie et de physiologie, « absorbés du matin jusqu'au soir par les cours et les « travaux de laboratoire, obligés de faire de tout, mais « ne concentrant en réalité leur attention que sur les « objets de l'examen qui se dresse à l'horizon, font « leur stage tant bien que mal, ne portent aucun inté-« rêt à l'étude des maladies, n'ont aucun goût pour « les études cliniques. Ils vont à l'hôpital répondre à « l'appel, leurs idées sont ailleurs. »

« Le deuxième doctorat passé, les élèves sont préoccupés de la préparation successive de leurs examens de pathologie externe, d'accouchements et de médecine opératoire, de pathologie interne et générale, d'hygiène, de médecine légale et de thérapeutique. Après un an, deux ans, quelquefois plus, consacrés à la préparation de ces examens, ils reviennent enfin à l'hôpital, mais uniquement en vue de leur examen clinique qu'ils ont hâte de passer au plus vite pour obtenir le titre de docteur. Cet état de choses présente de graves inconvénients et il nous semble urgent de réformer le système des études de la médecine. »

Dans le même journal, voici encore ce que M. le docteur Langlet, professeur à l'Ecole préparatoire de Reims, écrit au sujet des Ecoles préparatoires.

«Là, l'amphithéâtre d'anatomie est toujours ouvert à l'étudiant, la place n'y manque jamais, les sujets d'études y abondent. Pour peu qu'il le veuille, il aura dans un hiver plus disséqué qu'en ses deux semestres obligatoires un élève des grands amphithéâtres de la capitale où cependant, depuis quelques années, la situation s'est remarquablement améliorée, grâce à l'énergie de M. Farabeuf. A côté de cette Ecole, se trouve, et c'est une condition indispensable, un grand hôpital. Notre élève peut, dès ses débuts, préluder par un stage volontaire à cette étude volontaire si longue de la maladie. La fréquentation de l'hôpital, ce musée inépuisable de *leçons de choses*, fait pénétrer chez lui, sans qu'il s'en doute pour ainsi dire, un nombre infini de connaissances que les cours théoriques ne lui donneront jamais. Or, tandis que les règlements n'exigent du candidat au doctorat qu'un stage de deux ans, période absolument insuffisante dont beaucoup se contentent quand ils ne trouvent pas moyen de l'abréger, dans la pratique ordinaire d'une Ecole de médecine de province, il est rare qu'un candidat à l'officiat de santé soit reçu avant d'avoir fait un stage effectif de trois ans et demi et même de quatre ans, c'est-à-dire ayant duré tout le temps de son séjour à l'Ecole.

Faut-il, après cela, s'étonner de rencontrer à Paris parmi les candidats à l'Internat tant de jeunes gens sortant des écoles de province, et remportant des succès, en attendant qu'ils s'élèvent : on en pourrait citer beaucoup d'exemples aux plus hautes situations de l'enseignement. Faut-il, d'un autre côté, s'étonner qu'il existe autour des villes possédant une école de médecine un grand nombre de praticiens, ayant fait plus d'anatomie, plus de clinique, et nous allons ajouter plus d'accouchements que beaucoup de ceux qui n'ont suivi que les cours d'une Faculté?

En effet, il n'est pas difficile de prouver que l'enseignement de l'art des accouchements est beaucoup plus accessible aux élèves de province qu'à tous les autres. Un des agrégés de la Faculté de médecine de Paris, M. le docteur Budin, comparant à ce point de vue la Faculté de Paris avec les universités étrangères d'Angleterre, d'Allemagne, d'Italie, d'Autriche, de Belgique et de Suisse, arrivait à conclure qu'il y avait en moyenne, à l'étranger, une chaire d'accouchement pour 187 élèves, tandis qu'à Paris, il n'y avait qu'une chaire pour 2,550 étudiants, et en réalité, en ne considérant que l'enseignement clinique, une chaire pour 5,100 étudiants. Notre confrère démontrait ainsi qu'il est absolument impossible à la plupart des jeunes gens, à moins de se trouver dans des conditions spéciales, d'apprendre l'art des accouchements qu'ils auront, le lendemain de leur thèse, à pratiquer au fond d'une campagne isolée. Sans doute, les internes en général, quelques externes çà et là, peuvent suivre les services spéciaux, mais combien le nombre en est petit ; encore la plupart du temps n'assistent-ils qu'aux accouchements difficiles.

Il y a cependant d'autres élèves qui connaissent déjà l'obstétrique pour l'avoir étudiée avant leur arrivée à Paris, ce sont ceux qui viennent de province. Là, en effet, en dehors du cours théorique, les élèves de troisième et de quatrième année ont toute facilité pour suivre les accouchements nombreux qui surviennent dans les hôpitaux. Ici, au lieu d'une chaire de clinique d'accouchement pour 5,000 étudiants, au lieu même d'une chaire pour 187 élèves il y a un service clinique pour 50, 30 et même 20 élèves.

A l'Hôtel-Dieu de Reims, pour citer un exemple, il se fait annuellement un nombre d'accouchements qui dépasse 500. Un cours pour les sages-femmes est annexé à l'hôpital. Pour faciliter aux élèves en médecine l'accès auprès des femmes en couches, l'année est partagée en deux périodes : pendant le premier semestre, les sages-femmes seules assistent aux accouchements ; pendant le second, les élèves en médecine sont tour à tour appelés à remplir le même rôle sous la surveillance de la sage-femme en chef et de l'accoucheur chef de service, en sorte que chaque élève peut assister, en une année, à dix accouchements, à vingt en deux ans, et il pourrait en voir le double au moyen d'une légère modification dans l'organisation du service. Quel est donc l'avenir des écoles qui, sur les points capitaux dont nous avons parlé, peuvent donner de tels résultats ?

Le nouveau système a placé le premier examen de doctorat au seuil des études médicales. La chimie, l'histoire naturelle sont indispensables au jeune étudiant, il s'y met sans relâche pendant une année ; il ne fera rien autre chose : il ne touchera pas un cadavre, il ne verra pas un malade ; mais, en échange, il disséquera des écrevisses ou des mollusques. Au bout de l'an, il passera son examen probatoire devant des juges qu'il émerveillera d'autant mieux qu'il aura eu le bonheur ou l'habileté de suivre quelques-unes de leurs leçons.

Cela fait, il aura le droit de n'y plus revenir, il lui restera bien à connaître la chimie physiologique, la chimie pathologique, et tout ce qui, dans les sciences accessoires, touche de près ou de loin à la médecine; mais qu'importe, ses juges ne seront plus des chimistes ni des naturalistes ; ils auront la prudence de ne pas le pousser trop loin sur ces matières et fatalement il les négligera.

Au point de vue des écoles préparatoires, le nouveau système a tout d'abord l'inconvénient énorme de forcer à diviser les élèves de première année en plusieurs catégories et de constituer pour eux plusieurs sortes d'examens : les élèves officiers de santé qui continueront à travailler d'après l'ancien système; les élèves docteurs qui attendront leur treizième inscription et les élèves docteurs qui désireront passer au bout d'un an leur examen de doctorat. Ceux-ci penseront de leur côté, ce n'est pas une simple crainte que nous émettons, qu'il sera bien plus commode de venir à Paris étudier, sinon la matière même de l'examen, tout au moins la façon dont on examine.

Ces épreuves probatoires, se succédant chaque année sur des matières différentes, auront aussi des inconvénients au point de vue de l'acquisition des connaissances générales.Les Facultés n'auront peut-être pas à s'en louer elles-mêmes ; celle de Lyon, à en juger par un rapport de M. Lortet, l'a déjà pressenti. On finira par ne plus apprendre la médecine, on préparera des examens, ce sera un baccalauréat à rallonges. D'un autre côté, les jeunes gens ayant quitté de bonne heure leur pays pour la capitale, seront bien plus sûrement accaparés par son charme irrésistible et, ne pouvant plus s'en séparer, ils y viendront accroître le nombre déjà si grand de ces médecins qui restent méconnus, de ces candidats qui n'arrivent jamais, alors qu'ils auraient pu en rentrant chez eux répandre sur tous les points d'un pays où la décentralisation scientifique n'est pas moins nécessaire que la décentralisation politique, la lumière de ce foyer éblouissant qu'on appelle Paris.

Si la situation des écoles préparatoires est telle que je l'indique, elle n'est pas sans remède. En renonçant à placer, à l'origine des études, la première épreuve du doctorat, en revenant aux examens de de fin d'année, devenus plus sérieux, organisés de manière à forcer pendant plusieurs semestres les élèves à l'étude des sciences physiques et naturelles, ou aurait l'avantage de laisser un assez grand nombre d'étudiants faire trois années au moins d'excellentes études préparatoires après lesquelles ils iraient se perfectionner dans les Facultés.

Ceux d'entre eux qui ne voudraient pas arriver jusqu'au doctorat pourraient suivre les mêmes cours et devenir d'excellents praticiens, soit que l'officiat de santé fût conservé, soit plutôt que, comme le demande M. Luton, directeur de l'école préparatoire de Reims, on en relevât le niveau, en le transformant en une licence ès-sciences médicales donnant le droit d'exercer et ayant au-dessus d'elle le Doctorat toujours recherché, soit pour lui-même, soit pour ouvrir la carrière de l'enseignement à laquelle il serait indispensable.

Le budget des Ecoles secondaires pour lequel les communes s'imposent actuellement de lourds sacrifices, pourrait recevoir des subventions de l'Etat, si celui-ci tenait, comme il l'a fait jusqu'à présent, à leur imposer ses règlements. Dans le cas contraire, il ne serait que juste que les ressources, d'ailleurs assez faibles, qui leur proviennent des droits de travaux pratiques ne fussent pas absorbées par l'Etat, qui n'a jamais fait aucune dépense en leur faveur. »

## V

Pour obvier d'une part au danger du dépeuplement des Ecoles de plein exercice et des Ecoles préparatoires, et pour assurer à l'étude de l'anatomie et de la clinique tout le temps qui lui est nécessaire, je ne vois pas de mesure plus efficace à prendre que de modifier, sans attendre, les règlements récents de la façon suivante :

1° *Le diplôme de bachelier ès-sciences restreint ne serait plus exigé pour le doctorat en médecine. En revanche, les études de première année porteraient exclusivement sur la chimie, la physique et l'histoire naturelle.* Ces études seraient faites dans les conditions exigées par les nouveaux décrets, en ce sens que le travail du laboratoire serait obligatoire.

2° *Dans les Facultés de médecine, l'examen qui aurait lieu après la première année, serait passé devant les professeurs de Faculté. Dans les écoles de plein exercice et dans les écoles préparatoires, cet examen aurait lieu devant un jury mixte composé de deux professeurs appartenant à l'école et d'un professeur de la Faculté des sciences quand la ville posséderait une Faculté de cette nature. A défaut d'un professeur de la Faculté des sciences, on pourrait (comme cela a lieu pour les examens des officiers de santé), faire appel à un professeur de la Faculté de médecine de laquelle dépendrait académiquement l'école en question.*

3° *L'étude de l'anatomie comprendrait trois semestres d'hiver au lieu de deux, et la soutenance de l'examen correspondant n'aurait lieu qu'après le troisième semestre consacré à l'étude de l'anatomie devant un jury composé des professeurs de l'école en question, présidé par un professeur de la Faculté correspondante au point de vue académique.*

*Entre son premier et son deuxième examen, chaque étudiant dans les écoles de province subirait une interrogation sur l'anatomie, dont les professeurs prendraient note. — Quant à l'examen de physiologie, il aurait lieu après l'examen d'anatomie devant un jury composé dans les mêmes conditions; mais cet examen ne pourrait avoir lieu que dans les Facultés et les écoles de plein exercice,* mieux outillées que les écoles préparatoires pour l'enseignement physiologique. Les autres examens, tous réservés aux Facultés, pourraient, au gré de chaque étudiant, être d'autant plus rapprochés que l'étude de l'anatomie étant répartie sur trois années au lieu de deux, permettrait à tout étudiant de suivre les hôpitaux et les cours de pathologie assez assidûment pour conquérir chaque jour et peu à peu les notions cliniques si utiles et si difficiles à acquérir rapidement. De cette manière, l'étudiant qui aurait gagné une année au début par suite de la suppression du baccalauréat ès-sciences, pourrait largement donner à la partie vraiment médicale de ses études tout le temps qu'il importe d'y consacrer. En résumé, grâce à ces modifications, les jeunes gens ne seraient pas éloignés de la carrière médicale, vu la longueur et la difficulté des études nécessitées par les nouveaux décrets, et vu aussi les dépenses qui en résultent. De plus, les écoles de plein exercice, les Ecoles préparatoires et les Facultés des sciences seraient dans de bonnes conditions pour avoir des élèves, le premier examen pouvant avoir lieu dans l'école à laquelle les étudiants seraient attachés. Les élèves qui n'auraient pas eu de raison de quitter l'école la première année, resteraient en grand nombre pendant les trois semestres d'hiver consacrés à l'étude de l'anatomie, pour pouvoir profiter des larges ressources dont, sous ce rapport, disposent en général les écoles de province.

De la sorte aussi les villes, dont les charges sont presque doublées par les exigences budgétaires des nouveaux décrets, trouveraient, dans la présence d'étudiants en plus grand nombre dans leurs écoles, une compensation efficace à leurs sacrifices.

Telles sont, *au maximum*, les modifications qu'il me paraît indispensable d'apporter aux derniers décrets rendus concernant les examens.

Si, pour des raisons qui m'échappent, ces changements en faveur des écoles de plein exercice et des écoles préparatoires semblent impossibles, et si l'on ne doit toucher aux décrets récents que dans une infime mesure, *je crois qu'il est urgent de donner* AU MINIMUM *aux Ecoles* de plein exercice et aux Ecoles préparatoires, *au moins la soutenance du premier examen de médecine avec le concours des professeurs des Facultés des sciences ou des Facultés de médecine de leur circonscription académique. A cette condition seulement* les Ecoles de médecine pourront peut-être attirer un certain nombre d'étudiants originaires de la région correspondante ; mais, si *ce minimum* n'est pas accordé, il est certain, pour les raisons que j'ai déjà longuement développées, que les Ecoles de médecine se dépeupleront rapidement, et la conséquence d'un pareil état de choses est facile à prévoir : c'est l'abandon, à bref délai, des écoles par les villes ; et ce résultat sera d'autant plus vite obtenu que les Conseils municipaux de plusieurs villes où siègent des Ecoles, sont préoccupés plutôt des questions d'enseignement primaire et secondaire que de celles qui concernent l'enseignement supérieur, ce dernier, à leurs yeux, relevant surtout de l'Etat, qui, malgré les charges nouvellement imposées aux villes, n'a jamais pris la moindre part dans les dépenses relativement considérables des Ecoles.

Du reste, pour justifier l'urgence des modifications que je crois nécessaires pour assurer l'avenir des Ecoles de plein exercice et des Ecoles préparatoires (*qui sont au nombre de* 18), je ne crois pas pouvoir mieux faire que de citer textuellement les pages que M. Chauffard, alors inspecteur général des Facultés et Ecoles de médecine de France a, dans la *Revue des Deux-Mondes* (1re livraison 1878), consacré à l'étude de ces intéressantes questions.

« Quel est le rôle des écoles de plein exercice dans les actes probatoires soutenus durant la scolarité médicale, ou qui la terminent et conduisent au doctorat? Dans le régime ancien, on distinguait les examens de fin d'année et les examens de doctorat. Les écoles de plein exercice étaient autorisées à faire subir les examens de fin d'année ; les examens de doctorat, tous rejetés après l'entier accomplissement de la scolarité, devaient être soutenus devant les Facultés.

Tel était le régime sous lequel avaient été fondées les écoles de plein exercice. Mais ce régime va être, comme on l'a vu, profondément modifié. Les examens de fin d'année seront supprimés, le nombre des actes probatoires s'accroît, et plusieurs de *ces actes* sont placés dans le cours même des études au lieu d'être accumulés à la fin de la scolarité. Les écoles de plein exercice se trouvaient ainsi dépouillées de leurs examens de fin d'année. Fallait-il maintenir absolument vis-à-vis d'elles l'interdiction de faire subir aucun examen probatoire de doctorat? Fallait-il par cela même déclarer que le corps enseignant de ces écoles ne rencontrerait jamais les élèves qu'il instruit de façon à contrôler leur travail?

N'était-ce pas enlever à ce corps enseignant le meilleur de son autorité vis-à-vis des élèves, et le moyen le plus assuré de les dominer et de les maintenir dans la voie de l'étude, de l'attention et de l'assiduité au cours? Fallait-il enfin obliger les élèves de ces écoles à se déplacer trois fois durant le cours de leur scolarité pour aller soutenir, après telle ou telle inscription, un examen probatoire devant une Faculté de médecine? Ces longs et répétés déplacements n'imposaient-ils pas à l'élève une telle charge qu'il serait conduit inévitablement à déserter l'école pour la Faculté? Aller à plusieurs reprises dans une Faculté et devant des juges que l'on ne connaît pas y subir chaque fois un examen difficile; si l'on est ajourné, refaire, après trois mois, un long voyage et retrouver ces mêmes juges redoutés, n'est-ce pas condamner moralement l'élève à quitter des maîtres qui peuvent si peu pour lui, et à se fixer auprès de ces Facultés, où il est incessamment rappelé? Ce résultat était fatal. Maintenir à l'égard des écoles de plein exercice la rigueur de la règle qui veut qu'elles ne fassent subir aucun examen de doctorat, c'était décréter la ruine de ces écoles, instituées sous le régime des examens de fin d'année, dont la soutenance leur était attribuée. On aurait donc élevé de grands établissements scientifiques pour les laisser tomber peu après! On aurait induit à des dépenses considérables les municipalités de quelques grandes villes, et, ces dépenses faites, une réforme scolaire inattendue serait venue les rendre inutiles! Cela ne pouvait être et il fallait aviser.

Réserver les droits des Facultés et en même temps permettre de vivre aux écoles de plein exercice, telle était la solution à rechercher. Le projet de réforme des examens de doctorat, accepté par le conseil supérieur de l'instruction publique, donne cette solution dans la meilleure forme qu'elle pût recevoir. Le premier examen de doctorat placé à la fin de la première année d'études et le second examen de doctorat dédoublé, à savoir l'examen d'anatomie, qui est soutenu après la dixième inscription et l'examen de physiologie, soutenu après la douzième inscription, ces deux examens en trois épreuves se passeront dans les écoles de plein exercice. Ainsi seront évités aux élèves des déplacements onéreux. Mais, afin de sauvegarder les droits des Facultés, ces examens seront subis devant un jury de Faculté qui se transportera à l'école. Toutefois, si les besoins du service l'exigent, l'État se réserve de constituer le jury d'examen avec un professeur de Faculté, président de l'acte, et deux professeurs de l'école. Il est évident que ce dernier jury sera le jury habituel. De la sorte, les professeurs de ces écoles retrouveront l'autorité qui doit revenir à tout professeur de l'enseignement supérieur et que le droit d'examen donne seul à ceux qui l'exercent. On remarquera que ces deux ou, en réalité, ces trois premiers examens de doctorat comprennent les sciences dites préparatoires, auxiliaires ou introductives : la physique, la chimie, l'histoire naturelle, l'anatomie, la physiologie.

Tous les autres examens qui ont un caractère spécialement médical et professionnel, qui portent sur la connaissance des maladies internes ou externes, des lésions, de la thérapeutique, et sur toutes les applications générales et sociales de la sciences des maladies, seront soutenus devant une Faculté. Ne trouve-t on pas toutes les garanties possibles dans cet ensemble de mesures, soit celles qui concernent les deux premiers examens, soit celles qui réservent les trois autres aux Facultés ? Ces mesures assureront la vie des écoles de plein exercice ; perdant la soutenance des examens de fin d'année, elles trouvent à cette perte une compensation surabondante dans la soutenance des deux premiers examens de doctorat et dans leur participation à cette soutenance. »

Telles sont les promesses si bien justifiées que M. l'Inspecteur général des Facultés et écoles de médecine faisait aux écoles de plein exercice en janvier 1878. Pour des raisons que j'ignore, ces promesses n'ont pas, je crois, été tenues, puisque en vertu des décrets rendus récemment, les examens de fin d'année sont supprimés sans que les écoles préparatoires, ni même les écoles de plein exercice aient en compensation le droit de faire passer aucun des examens exigés désormais pour les études médicales. En vertu d'une circulaire ministérielle qui date de quelques jours, les étudiants des écoles de plein exercice ont bien le droit de passer quatre ans dans les écoles sans subir d'autres examens que des interrogations semestrielles sans sanction; mais j'ai déjà expliqué pourquoi cette facilité n'était pas pratique: je n'y reviens pas.

Du reste, voici comment (dans le numéro du 4 novembre 1882 du *Progrès médical*) un professeur de l'école de plein exercice de Nantes se prononce au sujet des nouveaux règlements en question.

Nantes, le 25 octobre 1882.

Mon cher Directeur,

L'effet désavantageux que je prévoyais pour notre Ecole par suite des modifications apportées au mode de passage des examens de doctorat commence à se faire sentir. Nos élèves sont obligés de se rendre à Paris dès la fin de leur première année pour subir le premier examen ; il en résulte que nombre d'entre eux ne reviennent pas.

Je ne sais quel but on s'est proposé d'atteindre en opérant ces changements dans les examens ; mais si l'on a voulu frapper les écoles de médecine de province on ne pouvait mieux procéder. La plupart d'entre elles ont déjà ressenti les effets fâcheux du nouvel ordre de choses et ont vu diminuer le nombre de leurs élèves dans de telles proportions que quelques-unes sont tombées de 25 à 30 élèves qu'elles possédaient auparavant, à 12 ou 15 seulement. Pour ne parler que de l'Ecole de Nantes, nous avons conservé un chiffre d'élèves assez honorable, puisque nous comptons encore annuellement 429 inscriptions. Nous avons environ 55 à 60 étudiants en médecine, et nos cours de pharmacie sont encore suivis par

25 à 30 auditeurs. Mais il y a loin de là au progrès que nous étions en droit d'espérer ; avec l'ancien système, nous aurions actuellement de 80 à 100 étudiants en médecine.

Notre situation est donc très peu satisfaisante et nous sommes en droit de nous plaindre hautement de ce qu'on nous retirait d'une main, ce que l'on nous donnait de l'autre. Le lecteur va en juger : En 1876, l'Ecole de Nantes est érigée en Ecole de plein exercice ; nous acquérons le droit de donner 16 inscriptions, de faire passer les trois examens de fin d'année, de donner, en un mot, à nos élèves une instruction médicale complète à la suite de laquelle ils vont passer leurs examens de doctorat dans une Faculté.

Vient le nouveau mode de passage des examens de doctorat et la suppression des examens de fin d'année. Nous nous plaignons de ce qu'on nous enlève nos étudiants dès la fin de leur première année de médecine. Une lettre ministérielle émanant de M. Bardoux vient nous consoler en nous apprenant que chaque année, pourvu que nous ayons au moins dix candidats à présenter, nous pourrons faire subir au siège de l'Ecole les deux premiers examens de doctorat sous la présidence d'un professeur de la Faculté de Paris. Forts de cette promesse, nous formons une série de 13 candidats pour le premier de doctorat et quand nous demandons un président de jury on nous le refuse nettement, et l'on n'accorde qu'à grand'peine à nos élèves le droit d'aller passer à Paris, le registre d'inscription se trouvant fermé.

Enfin, on nous a donné le droit de restaurer les examens de fin d'année, de faire l'éducation complète de nos élèves qui alors pourraient subir successivement tous leurs examens de doctorat à Paris. C'est une sorte de retour à l'ancien système. Mais qui ne voit combien est illusoire en réalité ce privilège si grand en apparence ? Est-ce que les étudiants n'ont pas le plus grand intérêt à se débarrasser de leurs examens au fur et à mesure qu'ils les ont préparés, et combien pense-t-on qu'il s'en trouvera pour répéter à la fin de leurs études tous les examens à la fois ?

La manière dont on nous a traités dans cette affaire a le tort d'être absolument dépourvue de netteté et même de franchise. Si l'on veut nous détruire en tant qu'école de plein exercice, qu'on le dise, mais qu'on n'aille pas nous accorder, sur le papier, des prérogatives capables de nous satisfaire pour nous les refuser quand le moment de l'application est venu.

Que nous sommes loin maintenant des fameuses velléités de décentralisation, si à la mode il y a sept ou huit ans !

On voulait, disait-on, former des centres d'enseignement supérieur en province, de manière à multiplier des foyers de lumière, à encourager les travailleurs si peu favorisés hors de Paris, à permettre, peut-être l'éclosion de nouvelles doctrines. Qu'a-t-on fait, en réalité ? On a créé un certain nombre de Facultés nouvelles qui prospéreront assez difficilement, parce que la plupart de leurs élèves aimeront mieux aller chercher le titre de docteur à Paris et être docteurs de Paris que docteurs de Bordeaux, de Lille ou de Nancy ; on a presque détruit les écoles secondaires. De tout cela, il résulte que Paris est plus encombré que jamais et que la centralisation de l'enseignement de la médecine est plus forte que jamais, etc.

Les arguments si puissants que Monsieur l'Inspecteur général Chauffard a fait valoir en faveur des Ecoles de plein exercice, peuvent non moins justement être invoqués pour les Ecoles préparatoires.

Sinon, qu'on n'en doute pas, les Ecoles de plein exercice et les Ecoles préparatoires se dépeupleront rapidement ; et, une fois devenues désertes, ou à peu de choses près, elles sombreront à la grande joie des Facultés libres (qui auront devant elles le champ d'autant plus facile), et au détriment des grands intérêts que le gouvernement républicain a à cœur de servir. En effet, les principes et les arguments qui ont fait proclamer la liberté de l'Instruction supérieure et autoriser la création de nouvelles Facultés d'Etat, nous semblent militer non moins puissamment en faveur de l'extension à donner à la mission jusqu'ici remplie par les Ecoles préparatoires de médecine. Comme les Facultés, ces Ecoles, en établissant dans plusieurs centres populeux des foyers d'instruction médicale, tendent à déterminer des vocations médicales et à rendre l'accès des études de médecine à la fois plus facile et moins coûteux : car beaucoup de jeunes gens originaires des villages situés dans la région académique de ces Ecoles et devant retourner à la campagne, commencent leurs études médicales dans ces écoles. Or, à une époque où les campagnes se dépeuplent de médecins, est-ce le cas de laisser péricliter des centres faciles et précieux d'instruction médicale! — Avec les Facultés des lettres, des sciences, de droit, avec les Ecoles des Beaux-Arts, les jardins botaniques, les Ecoles d'accouchement, etc., qui coexistent dans beaucoup de villes, ces Ecoles forment des groupes scolaires complets ou de petites cités intellectuelles précieuses pour les villes qui les possèdent. De plus, elles sont pour le corps médical un stimulant intellectuel puissant et efficace, en forçant les professeurs à un travail théorique continuel et en attirant dans les villes où elles siègent les jeunes docteurs qui se sentent capables de concourir dans de bonnes conditions et de montrer qu'ils ont une valeur médicale réelle. Enfin, elles permettent d'utiliser une foule d'éléments d'instruction qui seraient lettre morte au détriment de l'intérêt général, tels que les mille faits cliniques qui se passent chaque jour dans les hôpitaux des grandes villes et les sujets nombreux qui facilitent tant aux débutants l'étude de l'anatomie.

Pour porter la conviction dans les esprits, je prends la liberté de reproduire ici les termes mêmes dans lesquels l'Inspecteur général, déjà cité, appréciait récemment le rôle conféré aux Ecoles préparatoires de médecine et de pharmacie :

« Les nouvelles écoles, dites de plein exercice, et les écoles préparatoires de médecine, forment aux Facultés un complément utile. Avec la prépondérance qu'ont acquises les études pratiques, il devient manifeste que les petits centres d'instruction, s'ils sont munis de tout ce qui est afférent à ces études, rendront d'éminents services. Peu nombreux, les élèves, dans ces centres secondaires, sont initiés sans difficultés, sans presse, sans interruption, aux travaux pratiques ; ils trouvent à leur portée tout ce qui peut servir à une première instruction médicale ; ils prennent place dans les laboratoires de chimie, s'exercent aux connaissances pratiques d'histoire naturelle, se livrent assidûment aux dissections, sont dirigés de près dans les études anatomiques ; ils abordent enfin les études cliniques, et peuvent s'adonner à l'examen des malades sans être empêchés par le trop grand nombre des assistants. Tout cela se fait en maintenant l'élève près de sa famille, et sous l'action directe de ses maîtres. La famille continue ainsi son rôle de protection pendant les premières années de la vie scolaire ; l'étudiant ne la quitte, pour aborder les Facultés et entrer dans le tourbillon des grandes villes, que lorsque, mieux assuré de ses forces et de sa direction, il connaît sa voie et sait où il doit et veut aller. »

Plus loin, le docteur Chauffard dit encore :

« Dans les écoles préparatoires tous les concours ne sont pas également satisfaisants, mais l'ensemble tend à s'élever, et déjà les suppléants ainsi nommés ont fourni d'excellents professeurs. Le concours éloigne les non-valeurs avérées ; il accroît le mérite des candidats qui en ont, et qui n'affrontent pas, sans préparation, des épreuves publiques. Dans les villes de province, tout se voit, se sait, se dit et s'amplifie. La valeur d'un concours est bientôt connue de tous et le candidat tient à laisser de lui une impression favorable. »

Tels sont les intérêts puissants que Son Excellence M. le Ministre de l'Instruction publique voudra bien, j'aime à le croire, sauvegarder en apportant aux décrets actuellement en vigueur, les modifications ci-dessus. *Les villes ne seront réellement un peu indemnisées (sans être aidées par l'Etat) des charges si lourdes qui leur sont imposées que si les Ecoles préparatoires et les Ecoles de plein exercice ont le droit de faire passer, sinon avec leurs professeurs, du moins chez elles, le premier ou les premiers examens, condition qui seule pourra retenir les étudiants dans les Écoles. A cette condition aussi cessera la situation véritablement décevante des Professeurs des Ecoles de médecine qui se sentent menacés à bref délai, dans leur existence même.*

Je ne saurais aussi trop faire remarquer combien il est regrettable et peu équitable que les Écoles préparatoires de médecine soient la seule branche d'enseignement, ayant des intérêts bien spéciaux, qui n'ait pas de représentant pour soutenir sa cause au sein du conseil supérieur de l'instruction publique.

## VI

Dans ce travail, j'ai négligé à dessein l'étude des questions qui se rapportent à l'exercice et à l'enseignement de la pharmacie. Je laisse à d'autres le soin de les traiter. Toutefois avant de terminer je tiens à faire remarquer que si les mesures qui sont demandées ici me paraissent être celles qui pratiquement peuvent être appliquées du jour au lendemain et qui répondent le mieux aux besoins pressants de l'époque actuelle, je crois qu'il y a lieu, au point de vue de l'avenir, de mettre de suite à l'ordre du jour des problèmes d'instruction supérieure à étudier sans tarder, une autre question non moins importante : c'est de savoir si, vu les développements si rapides et si considérables que prend chaque branche de la médecine en particulier, si, dis-je, il ne sera pas bientôt urgent d'établir dans les études médicales deux courants différents et aboutissants à deux grades distincts. L'un d'eux remplaçant le titre d'officier de santé (dont il n'a pas même été question dans les nouveaux décrets ministériels et dont les jours paraissent comptés) serait recherché uniquement par les jeunes gens désireux de se livrer à l'exercice de la médecine. L'autre grade serait le but des étudiants qui voulant pousser plus loin les études théoriques, deviendraient plus tard une pépinière où se recruteraient les chef de laboratoire, les agrégés et les professeurs des diverses branches de l'enseignement médical.

C'est là une réforme dont les avantages ont déjà été esquissés par plusieurs écrivains du corps médical. Je veux citer tout d'abord M. Amédée Latour, secrétaire général de l'Association générale des médecins de France, qui, dans un mémoire récent, adressé à M. le professeur Gavarret, inspecteur des Facultés et écoles de médecine, s'exprimait en ces termes au sujet des Facultés nouvellement créées :

« Quelques mots pour terminer cette trop longue missive sur la nature de l'enseignement que ces Facultés nouvelles, à mon avis, devraient distribuer à leurs élèves. La grave et complexe question de l'organisation médicale, en ce qui concerne l'enseignement, rencontre facilement une pierre d'achoppement que peu d'esprits ont pu éviter. Vous n'êtes pas de ces esprits-là, autant que j'en puis juger par quelques considérations que j'ai eu l'occasion de vous entendre émettre, considérations que j'ai trouvées très justes et dont j'assumerais la responsabilité. En agitant la question d'enseignement médical, on ne se préoccupe pas assez de cette condition, savoir que la médecine est à la fois une science et un art.

La science a ses exigences qu'il faut impérieusement satisfaire ; l'art a ses besoins auxquels il faut absolument aussi donner satisfaction. Or, dans quelles limites, dans quelles mesures faut-il satisfaire ces deux éléments de l'enseignement médical ? Là est la grande difficulté. Professeur éloquent de physique, cultivant avec succès cette science exacte, vous comprenez néanmoins qu'aux jeunes gens qui se destinent à exercer la médecine, on doit donner un enseignement qui ne soit pas exclusivement basé sur les sciences physico-chimiques. Je voudrais, pour abréger, trouver une formule qui rendît sur ce point, d'une façon claire et précise, votre pensée et la mienne. J'essaye :

*L'enseignement de la médecine devra être à deux degrés : Premier degré, enseignement donné par les Facultés provinciales qui délivreraient le diplôme de licencié en médecine, ou toute autre dénomination donnant le droit d'exercice dans toute l'étendue du territoire français* ;

*Deuxième degré, degré supérieur, donné par la Faculté de médecine de Paris, délivrant le diplôme de docteur en médecine, ou toute autre qualification nécessaire pour obtenir des fonctions dans l'enseignement de la médecine à tous les degrés.*

De l'enseignement de la médecine à deux degrés découlerait naturellement, plus riche, plus complet, plus étendu l'enseignement supérieur, plus pratique et visant plus spécialement toutes les exigences professionnelles l'enseignement du premier degré.

C'est avec regret que je suis obligé de renoncer à

donner quelques développements à cette combinaison qui, sous la forme abrupte que je la produis, et dépouillée de considérations qui devraient la précéder, ne pourra suffisamment fixer l'attention du lecteur.

Voyez cependant, Monsieur l'inspecteur général, et seulement à vol d'oiseau, quels avantages résulteraient de notre, de votre combinaison !

Désencombrement immédiat de notre Faculté parisienne, qui bientôt ne pourra plus fournir à ses élèves un élément suffisant d'études cliniques, de fréquentation d'hôpitaux, de sujets de recherches anatomiques et physiologiques, aujourd'hui indispensables aux jeunes gens qui se destinent à l'enseignement public ou privé. J'entends tous les jours s'extasier, et même avec enthousiasme, sur les trois, quatre, cinq et même jusqu'à six mille étudiants qui fréquenteraient notre Faculté. N'ayant aucun moyen de vérification de ces chiffres, je n'en conteste pas la réalité; mais si les choses sont telles, vous penserez comme moi, Monsieur l'inspecteur général, que dans une Faculté de médecine qui réunit six mille élèves en cours d'études, ces études, soit du côté scientifique, soit du côté pratique, ne peuvent pas se faire convenablement.

Par notre système, au contraire, nous arrivons à la dissémination des élèves et au peuplement des Facultés provinciales. Veut-on sérieusement qu'elles vivent, ces Facultés? Qu'on leur donne donc des élèves et vous verrez que, pour cela, on sera obligé d'en arriver à la seule mesure qui puisse assurer l'existence de ces institutions, c'est-à-dire *au mode de circonscription. Ne s'opposerait-on pas également par là à l'abandon toujours croissant des campagnes par les médecins?*

Dans les lignes qui précèdent, je regrette que M. Amédée Latour n'ait pas indiqué le rôle qui, dans les réformes proposées par lui, devrait être dévolu aux écoles de plein exercice et aux écoles préparatoires de médecine et de pharmacie. Je dois aussi faire remarquer que M. Amédée Latour partage l'opinion si généralement adoptée, à savoir que pour assurer l'existence des nouvelles Facultés, et leur procurer des élèves *on sera obligé d'en arriver à un mode de circonscription*. La même idée a été émise recemment aussi par M. le Docteur Luton, directeur de l'école préparatoire de médecine et de pharmacie de Reims. Ce dernier dont je ne veux ici citer que quelques pensées croit aussi à la nécessité d'obliger tout étudiant à commencer ses études dans l'école préparatoire de médecine dont il dépend académiquement. De plus, il propose aussi de doter Paris d'une école supérieure de perfectionnement qui déférerait le grade de Docteur médecin pour les jeunes gens voulant se destiner à l'enseignement médical, tandis que toutes les Facultés et les écoles préparatoires de province auraient le droit de former des praticiens qui porteraient simplement le nom de médecins: naturellement les Officiers de santé seraient supprimés à tout jamais. En rapport avec l'importance et la nature de l'enseigne-dont M. Luton voudrait voir doter les écoles préparatoires, le professeur de Reims proposerait de réduire le plus possible le nombre des chaires dans les écoles, de choisir les professeurs de ces écoles dans le corps des Docteurs sortis de la Faculté de Paris, de leur faire donner un traitement en rapport avec leur nouveau rôle et de permettre aux plus dignes d'entre eux de devenir professeurs de la Faculté de Paris, ainsi que cela existe pour les professeurs des Facultés des sciences et des lettres.

Voici le projet d'organisation qui tout en respectant l'état de choses actuel et en conciliant les intérêts de la science et les nécessités de l'exercice de la médecine, me semble donner le plus efficacement possible satisfaction aux aspirations qui se manifestent tous les jours davantage dans le sens de la division des études médicales en deux degrés.

## PREMIER DEGRÉ

Ou études réservées aux étudiants désireux d'acquérir simplement les connaissances nécessaires pour être reconnus aptes à exercer la médecine et à porter le titre de *médecin.*

1° L'enseignement médical dans ce cas serai donné par *les Facultés existantes*, par *les écoles dites de plein exercice* et par *les écoles préparatoires de médecine et de pharmacie.*

2° A chacun de ces centres d'enseignement serait rattaché un certain nombre de départements. A ce titre, la Faculté de Paris aurait dans son rayon les départements de la *Seine*, de l'*Oise*, de *Seine-et-Oise* et de *Seine-et-Marne*. Chaque aspirant au grade de *mé-*

*decin* devrait débuter par la Faculté ou l'école de médecine dont dépendrait académiquement le lieu de sa résidence habituelle ou mieux celui de sa famille.

3° Avant de pouvoir être inscrit sur les registres d'une école ou d'une Faculté, tout candidat au titre de *médecin* devrait fournir un certificat constatant qu'il est *bachelier ès-lettres* ou au moins muni d'un *certificat de grammaire*.

4° Dans le groupement des départements autour de chaque centre de l'enseignement médical, les écoles de plein exercice seraient avantagées vu les sacrifices que les villes où elles siègent se sont imposés en leur faveur. Quant aux Facultés, elles auraient un privilège énorme sur les écoles de plein exercice et sur les écoles préparatoires ainsi que cela sera indiqué plus bas.

5° La durée des études des aspirants au *premier degré* serait de quatre années au moins. Dans les écoles de plein exercice et dans les écoles préparatoires la durée du séjour des étudiants serait de trois ans. Quant à la quatrième année d'études, tous les étudiants devraient la passer dans la Faculté de leur ressort académique, et cette obligation serait pour les villes où siègent les Facultés une efficace compensation de leurs sacrifices.

6° Le diplôme de *médecin* ou du *premier degré* donnerait le droit d'exercer la médecine dans toute la France.

7° Les inscriptions seraient supprimées et remplacées par des droits d'examens au moins équivalents et revenant aux villes, pour les écoles préparatoires ou de plein exercice et en même temps à l'État et aux villes d'après les conventions actuellement en vigueur pour ce qui concerne les Facultés.

8° Les jurys d'examens pour les trois premiers examens seraient recrutés dans le personnel des professeurs de l'école ou de la Faculté qui serait en cause; seulement les jurys des écoles seraient présidés par un professeur de la Faculté dont l'école en question serait tributaire.

9° Les examens à passer porteraient sur les matières suivantes. A la fin de la première année, examen sur la physique, la chimie et l'histoire naturelle médicales. L'enseignement de ces sciences serait donné par un professeur d'histoire naturelle médical et par un professeur de physique ou de chimie médicale. Il serait commun aux étudiants en médecine et aux étudiants en pharmacie. Le professeur suppléant desdites chaires devrait, d'un commun accord avec les titulaires, compléter, par son enseignement donné sous forme de conférences, les leçons faites par les titulaires. Quant au chef des travaux chimiques, il aurait la direction des laboratoires où tous les étudiants en médecine et en pharmacie devraient dans le courant de la première année s'exercer aux manipulations, aux analyses chimiques, aux recherches toxicologiques, etc...

L'enseignement de la physique, de la chimie et de l'histoire naturelle médicales serait heureusement complété par celui, sous bien des points analogues, qui est donné dans les Facultés des sciences qui presque partout coéxistent avec les écoles ou les Facultés de médecine.

2ᵉ *année*. — Pendant le semestre d'hiver, la 2ᵉ année serait entièrement consacrée à l'étude de l'anatomie et de la pathologie interne, dont l'enseignement comprendrait deux années, vu l'étendue des matières et leur importance ! De plus, le chef des travaux anatomiques serait tenu de servir de moniteur pour la dissection, de même que le suppléant des chaires d'anatomie et de physiologie devrait, sous forme de conférences, enseigner l'histologie et exercer les élèves à la pratique du microscope.

Pendant le semestre d'été, les étudiants auraient à suivre les cours de physiologie, de pathologie externe et de médecine opératoire. Ces cours, pour être complets, comprendraient aussi deux années. — De plus, à partir de la 2ᵉ année, chaque étudiant devrait suivre assidûment les cours de clinique médicale et chirurgicale, où il trouverait les professeurs suppléants des chaires de médecine et de chirurgie chargés (comme des chefs de clinique) d'initier les débutants à la confection des bandages ou appareils chirurgicaux et aux pratiques de la petite chirurgie, et de les familiariser avec les détails de l'auscultation, de la percussion et les pratiques du laboratoire au point de vue clinique.

Pendant la 3ᵉ *année*, les étudiants auraient à suivre, outre les cours précédents, le cours de *Thérapeutique et d'Hygiène*, et celui d'*Accouchement*, qui serait fait, autant que possible, dans les *Maternités* existant dans les villes où siègent les Ecoles.

Le *deuxième examen*, qui porterait uniquement sur l'anatomie en général (à savoir *l'anatomie des structures* ou *histologie*, *l'anatomie descriptive, l'anatomie des régions,* etc.), aurait lieu après le *semestre d'hiver de la 3e année* d'étude. Le *troisième examen,* qui aurait pour objet la physiologie, serait subi après le *semestre d'été de la 3e année.* Comme le précédent, il aurait lieu devant un jury mixte composé sur le modèle de celui indiqué pour le *premier examen.* Ces *trois examens* seraient les seuls accordés aux *Ecoles de médecine.* Quant aux professeurs de pathologie médicale et chirurgicale, de clinique interne et externe, de thérapeutique et d'accouchement, qui dans les Ecoles de plein exercice et les Ecoles préparatoires n'auraient pas à figurer dans les jurys d'examen, ils feraient subir à leurs élèves des *interrogations semestrielles*, dont les notes seraient jointes au dossier de chaque élève, et dont il serait tenu grand compte par les professeurs des Facultés, au moment de l'examen sur les matières correspondantes. Enfin, tous les professeurs des Ecoles et des Facultés auraient le droit de faire retarder de 6 mois à un an tous les étudiants qui manqueraient plus de quatre ou cinq appels au cours, sans justification légitime.

Une fois arrivé dans une Faculté, chaque étudiant aurait à suivre de nouveau les cours de thérapeutique, de clinique, de médecine légale, d'hygiène, etc., et à subir plusieurs examens, dont l'époque serait choisie librement par le candidat. De ces examens, l'un porterait sur la pathologie interne et l'anatomie pathologique, l'autre aurait trait à la pathologie externe et à la médecine opératoire. — Puis viendrait l'examen sur la médecine légale, l'hygiène et la thérapeutique, et deux examens de clinique : 1° interne ; 2° externe et obstétricale.

Quant à la thèse, elle serait supprimée pour les aspirants au premier degré.

### DEUXIÈME DEGRÉ

L'enseignement du *deuxième degré* serait du ressort exclusif de l'Ecole supérieure de médecine de Paris, qui serait une école de perfectionnement où tous les médecins des diverses Facultés de province qui, une fois munis du *diplôme du premier degré*, seraient désireux de pouvoir faire partie du corps enseignant médical ou du personnel des laboratoires, viendraient conquérir le titre de *docteur ès-sciences médicales*. L'enseignement du *deuxième degré* comprendrait *deux années*. La *première année* serait consacrée à l'enseignement des sciences médicales en général (anatomie, physiologie, pathologie, thérapeutique, clinique), elle serait terminée par *deux examens* passés, à peu de distance l'un de l'autre, devant les professeurs de l'Ecole en question ; mais, à partir de la *deuxième année*, tout étudiant du *deuxième degré* devrait se spécialiser autant que possible pour préparer une thèse qui deviendrait de la sorte un travail sérieux et utile et qui serait le couronnement des études médicales.

Les aspirants au diplôme de *docteur en médecine*

devraient non-seulement avoir franchi le premier degré, mais encore être munis du diplôme de *bachelier ès-lettres*, au moins.

Quant au recrutement des professeurs, tant pour les *Ecoles et Facultés de médecine* que pour l'*Ecole supérieure de Paris*, il aurait lieu ainsi qu'il est indiqué ci-dessous.

Tous les professeurs des Ecoles de plein exercice et des Ecoles préparatoires seraient choisis parmi les professeurs suppléants de ces Ecoles, ainsi que cela a lieu aujourd'hui. — Comme on le fait actuellement aussi, les professeurs suppléants seraient nommés à la suite de concours auxquels les *docteurs ès-sciences médicales* sortis de l'*Ecole supérieure de Paris*, auraient seuls droit de prendre part. — Pour ce qui concerne les professeurs des Facultés de province, le recrutement se ferait d'après le mode employé aujourd'hui, en ce sens qu'ils seraient choisis dans le corps des agrégés qui continueraient à être nommés par voie de concours entre les *docteurs ès-sciences médicales*.

Enfin, pour que le personnel enseignant de l'Ecole supérieure de Paris constituât bien une sorte de *Panthéon vivant* des illustrations médicales de toute la France, les nominations seraient faites après concours entre tous les professeurs des Facultés et des Ecoles de France.

Les épreuves du concours consisteraient en deux épreuves qui seraient suivies l'une et l'autre d'un vote. La première épreuve se bornerait à la discussion des titres scientifiques de chaque candidat, la seconde épreuve consisterait en une leçon de deux heures sur un sujet choisi par chaque candidat et emprunté à la matière de l'enseignement de la chaire mise au concours.

Les jurys de ces concours seraient composés de six juges choisis dans le corps enseignant de l'Ecole supérieure de Paris, de six juges pris parmi les professeurs des Facultés, et de six autres juges empruntés aux Ecoles de médecine de province. Les appointements des professeurs de l'Ecole supérieure seraient plus élevés que ceux des professeurs des Facultés, vu la situation supérieure qui leur serait assignée dans la hiérarchie de l'enseignement médical. Un hôpital, *dit l'Hôpital-Ecole,* serait consacré aux services de clinique de l'Ecole supérieure, qui aurait aussi des locaux spéciaux pour ses amphithéâtres de cours, de dissections, pour ses laboratoires, etc.

*En résumé, en ce qui concerne l'enseignement médical, deux réformes me paraissent devoir appeler l'attention du législateur. L'une de ces réformes me semble d'une urgence immédiate : c'est celle que j'ai indiquée plus haut et qui sous peine de voir péricliter à bref délai les Ecoles de plein exercice et les Ecoles préparatoires de médecine et de pharmacie, doit donner à ces Ecoles le droit de faire passer chez elles, aux étudiants inscrits sur leurs registres au moins leur premier examen après la première année d'études, en ayant recours au jury (mixte ou non), composé de professeurs appartenant aux Ecoles en question et aux Facultés de médecine de la même cir-*

*conscription académique. La deuxième réforme, dont l'urgence, quoique moins immédiate, s'impose chaque jour davantage, a trait à la division de l'enseignement médical en deux degrés, comme il a été indiqué plus haut. Quand cette dernière réforme aura été établie, deux grands progrès pourront s'accomplir.*

D'une part, sur toute la surface du territoire français on verra s'élever une génération nouvelle animée de l'esprit de conquêtes scientifiques, véritable passion de l'inconnu qui, comme le feu sacré de l'artiste, entraîne le savant toujours plus loin. D'autre part, grandira toute une légion de jeunes praticiens éclairés qui auront puissamment bénéficié de ce que l'on aura enfin compris : l'importance capitale de l'enseignement médical, importance que M. Chauffard a résumée (*loco citato*) en des termes si élevés que je tiens à les rappeler en terminant cet exposé :

« Par la nature de son objet qui est la vie humaine, saine ou troublée, l'enseignement médical est l'un des plus complexes et des plus élevés ; par son caractère professionnel qui lui soumet l'une des professions les plus agissantes et les plus nécessaires de la société, il est l'un de ceux qui doivent le plus préoccuper l'Etat.

Etudier la vie humaine sous toutes ses formes, dans tous les milieux, et à es moments divers, pénétrer les plus apparents comme les plus cachés de ses secrets, surprendre ses premiers actes, suivre son développement, déterminer ses fonctions, leur hiérarchie et leur fin, assister à sa déchéance, voir enfin comment elle se brise ou se dissout, quelle étude! D'un diagnostic exact de la maladie aller aux questions d'art et de pratique, voir comment les maladies guérissent naturellement, comment elles amènent la mort, et de cette double connaissance déduire l'ensemble de ces indications d'agir qui ont reçu le nom d'indications thérapeutiques, déterminer les moyens de les remplir, par cette voie conduire la maladie à la guérison, ou ralentir et adoucir les approches d'une mort inévitable, remédier aux infirmités, prévenir le mal, éloigner les influences hostiles à la vie : tel est, à son point de départ comme à son aboutissant, l'enseignement médical. En est-il un qui se propose un objet plus considérable, qui soit plus plein de révélations admirables, qui touche à des intérêts plus saisissants ?

Aussi, quelle profession pénètre plus profondément au cœur des sociétés humaines que celle du médecin? De partout, il est fait appel à son savoir. L'individu, la famille, la commune, l'Etat, lui confient des missions qui touchent aux plus chers et aux plus pressants intérêts. Est-il étonnant que, par le nombre de ses adeptes et la nature de ses fonctions, la profession médicale exerce sur les populations une influence profonde et continue : bienfaisante, si le médecin est éclairé et digne ; dangereuse, si le médecin est ignorant, ou obéit à de mauvaises passions.

Quelle importance suprême en revient à l'enseignement médical ! Combien la société est intéressée à ce qu'il soit libéralement donné et de façon à former des générations de médecins comprenant leur mission, possédant à fond leur science et leur art, et s'y attachant comme à toutes les grandes choses que l'on comprend ! »

Dr Deroye,

Professeur suppléant à l'École de Médecine de Dijon.



DIJON, IMPRIMERIE DARANTIERE, RUE CHABOT-CHARNY.

www.ingramcontent.com/pod-product-compliance
Ingram Content Group UK Ltd.
Pitfield, Milton Keynes, MK11 3LW, UK
UKHW021006180726
13838UKWH00003B/1469

9 782329 394633